Varun Kesavan

Uma panorâmica das principais empresas farmacêuticas da Índia

Varun Kesavan

Uma panorâmica das principais empresas farmacêuticas da Índia

ScienciaScripts

Imprint

Any brand names and product names mentioned in this book are subject to trademark, brand or patent protection and are trademarks or registered trademarks of their respective holders. The use of brand names, product names, common names, trade names, product descriptions etc. even without a particular marking in this work is in no way to be construed to mean that such names may be regarded as unrestricted in respect of trademark and brand protection legislation and could thus be used by anyone.

Cover image: www.ingimage.com

This book is a translation from the original published under ISBN 978-620-2-00642-2.

Publisher:
Sciencia Scripts
is a trademark of
Dodo Books Indian Ocean Ltd. and OmniScriptum S.R.L publishing group

120 High Road, East Finchley, London, N2 9ED, United Kingdom
Str. Armeneasca 28/1, office 1, Chisinau MD-2012, Republic of Moldova, Europe
Printed at: see last page
ISBN: 978-620-7-63157-5

ÍNDICE DE CONTEÚDOS

PREFÁCIO

O mercado indiano de produtos farmacêuticos é o terceiro maior em termos de volume e o décimo terceiro maior em termos de valor, de acordo com um relatório da Equity Master. A Índia é o maior fornecedor de medicamentos genéricos a nível mundial, representando os genéricos indianos 20 por cento das exportações mundiais em termos de volume. Ultimamente, a consolidação tornou-se uma caraterística importante do mercado farmacêutico indiano, uma vez que o sector é altamente fragmentado.

A Índia ocupa uma posição importante no sector farmacêutico mundial. O país dispõe também de uma grande reserva de cientistas e engenheiros com potencial para levar o sector a um nível ainda mais elevado. Atualmente, mais de 80% dos medicamentos anti-retrovirais utilizados a nível mundial para combater a SIDA (Síndrome da Imunodeficiência Adquirida) são fornecidos por empresas farmacêuticas indianas. O Medicines Patent Pool, apoiado pela ONU, assinou seis sublicenças com a Aurobindo, a Cipla, a Desano, a Emcure, a Hetero Labs e a Laurus Labs, permitindo-lhes fabricar genéricos do medicamento antissida Tenofovir-Alafenamida (TAF) para 112 países em desenvolvimento. A Índia também manteve a sua liderança sobre a China nas exportações farmacêuticas, com um crescimento anual de 11,44% para 12,91 mil milhões de dólares no ano fiscal de 2015-16, de acordo com dados do Ministério do Comércio e da Indústria. Além disso, as exportações farmacêuticas indianas deverão crescer entre 8-10 por cento no ano fiscal de 2016-17. As importações de produtos farmacêuticos aumentaram marginalmente 0,80 por cento em termos anuais para 1.641,15 milhões de dólares. As aprovações globais de medicamentos concedidas pela US Food and Drug Administration (USFDA) a empresas indianas quase duplicaram para 201 no ano fiscal de 2015-16, contra 109 no ano fiscal de 2014-15. O país representa cerca de 30 por cento (em volume) e cerca de 10 por cento (em valor) do mercado de genéricos dos EUA, que ascende a

70-80 mil milhões de dólares. De um modo geral, este livro destaca principalmente as descrições gerais das principais empresas farmacêuticas na Índia.

Capítulo 1

SUN PHARMACEUTICAL INDUSTRIES LIMITED

SunPharmaceuticalIndustriesLimited é uma empresa indiana

empresa farmacêutica multinacional com sede em Mumbai, Maharashtra, que fabrica e vende formulações farmacêuticas e ingredientes farmacêuticos activos (API) principalmente na Índia e nos Estados Unidos. A empresa oferece formulações em várias áreas terapêuticas, como a cardiologia, a psiquiatria, a neurologia, a gastroenterologia e a diabetologia. Fornece igualmente API, como a varfarina, a carbamazepina, o etodolac e o clorazepato, bem como anticancerígenos, esteróides, péptidos, hormonas sexuais e substâncias controladas[3].

HISTÓRIA

A Sun Pharmaceuticals foi fundada pelo Sr. Dilip Shanghvi em 1983, em Vapi, com cinco produtos para o tratamento de doenças psiquiátricas. Os produtos de cardiologia foram introduzidos em 1987, seguidos dos produtos de gastroenterologia em 1989. Atualmente, é a maior empresa de medicamentos para doenças crónicas na Índia e líder de mercado em psiquiatria, neurologia, cardiologia   , ortopedia, oftalmologia e

gastroenterologia

e nefrologia.

A aquisição da Ranbaxy em 2014 fez da empresa a maior empresa farmacêutica da Índia, a maior empresa farmacêutica indiana nos EUA e a quinta maior empresa de genéricos especializados a nível mundial.

Mais de 72% das vendas da Sun Pharma provêm de mercados fora da Índia, principalmente dos EUA. Os EUA são o maior mercado individual, representando cerca de 50% do volume de negócios; no total, as formulações ou formas de dosagem acabadas representam 93% do volume de negócios. A produção é efectuada em 26 locais, incluindo fábricas nos EUA, Canadá, Brasil, México e Israel. Nos EUA, a empresa comercializa um vasto cabaz de genéricos, com uma forte reserva a aguardar aprovação da U.S. Food and Drug Administration (FDA).[4]

A Sun Pharma foi cotada na bolsa de valores em 1994, numa emissão subscrita 55 vezes. A família fundadora continua a deter uma participação maioritária na empresa. Atualmente, a Sun Pharma é a segunda maior e a mais rentável empresa farmacêutica da Índia, bem como a maior empresa farmacêutica por capitalização bolsista nas bolsas indianas/]5

A indústria farmacêutica indiana tornou-se o terceiro maior produtor do mundo em termos de volumes e está preparada para crescer para uma indústria de 20 mil milhões de dólares em 2015, a partir do atual volume de negócios de 12 mil milhões de dólares. c[;faf;on needed] Em termos de valor, a Índia continua a ocupar o 14º lugar a nível mundial.

Em 2009, a fábrica da Sun Pharma Caraco Pharmaceutical em Detroit foi encerrada devido a condições insalubres que resultaram na apreensão de 20 milhões de dólares de medicamentos pela FDA por questões de contaminação. [6][7]

Em dezembro de 2016, a FDA enviou à Sun uma carta de aviso sobre nove violações na sua fábrica em Halol.[8][9][10][11]

A Sun Pharma solicitou à USFDA que retirasse a aprovação de 28 pedidos abreviados de novos medicamentos (ANDA) pertencentes à sua filial a 100 % Ranbaxy Laboratories/][12]

FUSÕES E AQUISIÇÕES

Nas últimas duas décadas, a Sun Pharma complementou o seu crescimento com aquisições seleccionadas. Em 1996, a Sun adquiriu uma unidade de fabrico de medicamentos a granel em Ahmednagar à Knoll Pharmaceuticals e a fábrica de dosagem da MJ Pharma em Halol, ambas atualmente aprovadas pela FDA dos EUA. Em 1997, a Sun adquiriu a Tamil Nadu Dadha Pharmaceuticals Limited (TDPL), sediada em Chennai, principalmente para as suas extensas marcas de ginecologia e oncologia. Também em 1997, a Sun Pharma iniciou a sua primeira incursão no lucrativo mercado dos EUA com a aquisição da Caraco Pharmaceuticals, com sede em Detroit.

Em 1998, a Sun adquiriu uma série de marcas do sector respiratório à Natco Pharma. Outras aquisições notáveis incluem a Milmet Labs e a Gujarat Lyka Organics (1999), a Pradeep Drug Company (2000), a Phlox Pharma (2004), uma fábrica de formulação em Bryan, Ohio, e a ICN, Hungria, da Valeant Pharma e da Able Labs (2005), e a Chattem Chemicals (2008). Em 2010, a empresa adquiriu uma grande participação na Taro Pharmaceuticals, [13]entre as maiores empresas de medicamentos genéricos nos EUA, com operações no Canadá e em Israel. A empresa detém atualmente uma participação de ~ 69% na Taro, por cerca de 260 milhões de dólares.[14]

Em 2011, a Sun Pharma criou uma empresa comum com a MSD para introduzir genéricos complexos ou diferenciados nos mercados emergentes (com exceção da Índia).

Em 2012, a Sun anunciou a aquisição de duas empresas norte-americanas: DUSA Pharmaceuticals, [15]uma empresa de dispositivos para dermatologia; e a empresa de medicamentos genéricos URL Pharma[16] Em 2013, a empresa anunciou uma joint venture de I&D para oftalmologia com a empresa de investigação Intrexon.[17]

Em 6 de abril de 2014, a Sun Pharma anunciou que iria adquirir 100% da Ranbaxy Laboratories Ltd, [18], numa transação totalmente em acções, avaliada em 4 mil milhões de dólares. A empresa japonesa Daiichi Sankyo detinha uma participação de 63,4% na Ranbaxy. Após esta aquisição, a Sun Pharma tornou-se a maior empresa farmacêutica da Índia, a maior empresa farmacêutica indiana nos EUA e a quinta maior empresa de genéricos a nível mundial[19]

Em dezembro de 2014, a Comissão da Concorrência da Índia aprovou a oferta de 3,2 mil milhões de dólares da Sun Pharma para comprar os Laboratórios Ranbaxy, mas ordenou às empresas que alienassem sete produtos para garantir que o negócio não prejudica a concorrência.[20][21]

Em março de 2015, a Sun Pharma anunciou que tinha chegado a acordo para comprar o negócio de opiáceos da GlaxoSmithKline na Austrália para reforçar a sua carteira de produtos para o tratamento da dor.

SPARC

Em 2007, a Sun Pharma cindiu o seu braço inovador de I&D e cotou-o separadamente na bolsa de valores como Sun Pharma Advanced Research Company Ltd. (NSE: SPARC, BSE: 532872). Em 2013, a SPARC declarou receitas de 873 milhões de rupias. [22]A SPARC centra-se na investigação de novas entidades químicas (NCE) e de novos sistemas de administração de medicamentos e oferece uma atualização anual[23] da sua reserva (NDDS).

PRÉMIOS

A Sun Pharma ficou em segundo lugar na lista das marcas mais reputadas da Índia (sector farmacêutico)[25] num estudo realizado pela BlueBytes,[26], uma empresa líder em análise dos meios de comunicação social, em associação com a TRA Research/] [27]uma organização de análise de marcas (ambas pertencentes ao Grupo Comniscient).

Capítulo 2

LUPIN LIMITADA

A Lupin Limited é uma empresa farmacêutica transnacional com sede em Mumbai. É a sétima maior empresa [10] em termos de capitalização bolsista; [111]e a décima maior empresa farmacêutica de genéricos em termos de receitas [12] a nível mundial. [113]A Lupin é a quinta maior empresa farmacêutica de medicamentos genéricos nos EUA, em termos de quota de mercado de medicamentos sujeitos a receita médica [14] e a terceira maior empresa farmacêutica indiana em termos de receitas. Distingue-se por [115]ser a empresa farmacêutica de genéricos com o crescimento mais rápido nos EUA [16]e no Japão;, [117]e é a quarta maior empresa farmacêutica de genéricos e a que regista o crescimento mais rápido na África do Sul.[118]

HISTÓRIA E EVOLUÇÃO

A Lupin foi fundada em 1968 por Desh Bandhu Gupta, [119], na altura professor associado na BITS-Pilani, Rajasthan. Baptizada com o nome da flor do tremoço devido às suas qualidades inerentes e ao que ela personifica e representa, a empresa foi criada com o objetivo de combater doenças infecciosas potencialmente mortais e de fabricar medicamentos com a máxima prioridade social.

A Lupin ganhou reconhecimento quando se tornou um dos maiores fabricantes mundiais de medicamentos contra a tuberculose. [120]Atualmente, a empresa detém uma quota de mercado significativa em mercados-chave nos segmentos de terapia cardiovascular (prills e estatinas), diabetologia, asma, pediatria, SNC, GI, anti-infecciosos e AINEs. A empresa detém igualmente uma posição de liderança mundial nos segmentos anti-TB e das cefalosporinas. Os esforços de I&D da empresa resultaram em progressos significativos no seu programa de novas entidades químicas (NCE). A incursão da Lupin em sistemas avançados de administração de medicamentos resultou no desenvolvimento de tecnologias de plataforma que estão a ser utilizadas para desenvolver produtos farmacêuticos genéricos de valor acrescentado. As suas instalações de fabrico, espalhadas pela Índia e pelo Japão, desempenharam um papel fundamental para permitir que a empresa concretizasse as suas aspirações globais. De acordo com as normas internacionais, estas instalações são aprovadas por agências reguladoras internacionais, incluindo a FDA dos EUA, a MHRA do Reino Unido, a MHLW do Japão, a TGA da Austrália, a OMS e a MCC da África do Sul.

Em julho de 2015, a empresa anunciou a sua intenção de adquirir a Gavis Pharmaceuticals e a Novel Laboratories por 880 milhões de dólares.[21][22]

INVESTIGAÇÃO E DESENVOLVIMENTO

O programa de investigação da Lupin abrange toda a cadeia de produtos farmacêuticos. O programa de I&D da empresa está sediado no Lupin Research Park, situado perto de Pune, que alberga mais de 1400 cientistas. O programa de I&D da Lupin abrange:

- Investigação sobre genéricos

- Investigação de processos
- Investigação farmacêutica

- Investigação sobre sistemas avançados de administração de medicamentos (ADDS)

- Gestão da propriedade intelectual
- Descoberta e desenvolvimento de novos medicamentos (NDDD)
- Investigação biotecnológica

EMPRESAS

As actividades da Lupin abrangem toda a cadeia de valor farmacêutica, desde formulações de marca e genéricas, API, sistemas avançados de administração de medicamentos até à biotecnologia. Os medicamentos da empresa chegam a 70 países [23]com uma presença que abrange mercados avançados como os EUA, a

Europa, o Japão, [24]a Austrália, bem como mercados emergentes como a Índia, [25]as Filipinas e a África do Sul, para citar alguns.

PRINCIPAIS MERCADOS E ACTIVIDADES
EUA

Com sede em Baltimore, Maryland, a Lupin Pharmaceuticals Inc. (LPI)], a filial americana da empresa, é uma empresa de 891 milhões de dólares/] [26]Está presente nos mercados de medicamentos de marca e genéricos dos EUA. No sector dos medicamentos de marca, a Lupin opera nos segmentos CVS e Pediátrico. A empresa é líder de mercado em 28 dos 77 produtos comercializados no mercado de genéricos dos EUA, estando entre os 3 primeiros por quota de mercado em 57 desses produtos (IMS Health, dezembro de 2014): O Suprax (Cefixime), um antibiótico pediátrico, é o produto mais vendido da Lupin neste mercado. Outros produtos da carteira de marcas da Lupin incluem Antara< (fenofibrato), Locoid loção, Alinia (nitazoxanida) e InspiraChambers (câmara de retenção valvulada anti-estática). A empresa é também a quinta maior empresa de genéricos e a que regista um crescimento mais rápido nos Estados Unidos (5,3% de quota de mercado em termos de receitas, IMS Health). A atividade de marcas da Lupin nos EUA contribuiu com 9% das vendas totais nos EUA, enquanto a atividade de genéricos contribuiu com 91% durante o exercício de 2014-15.[ ][27]

INDIA REGION FORMULATIONS (IRF)

O negócio de IRF da Lupin centra-se nos segmentos de doenças relacionadas com o estilo de vida e de terapias para doenças crónicas,   em especial   em Cardiologia, Sistema   Nervoso Central Sistema nervoso central (SNC), Diabetologia, Anti-Asma, Anti-Infecioso, Gastro Intestinal e Oncologia. O negócio de IRF contribuiu com 24% das receitas globais da empresa no ano fiscal de 2014-15, crescendo 20% e registando receitas de 29 676 milhões de euros (460 milhões de dólares) no ano fiscal de 2014-15, em comparação com 24 794 milhões de euros (390 milhões de dólares) no ano fiscal de 2013-14.

Possui 10 fábricas e 2 centros de investigação na Índia, como Jammu (J&K), Mandideep e Indore (Madhya pradesh), Ankaleswar e Dabasa (Gujarat), Tarapur, Aurangabad e Nagpur (Maharashtra) e Goa; onde o centro de investigação em Pune e Aurangabad.[28] Entre estes, a fábrica mais jovem é a fábrica de Nagpur, que será a maior unidade de formulação de Lupin no próximo ano.

EUROPA

O foco da Lupin na União Europeia abrange as áreas de terapia Anti-Infecciosa, Cardiovascular e SNC, juntamente com oportunidades de nicho em segmentos como Contraceptivos Orais, Dermatologia e Oftalmologia. A presença da empresa em França faz-se através de uma parceria comercial; na Alemanha, opera através da entidade adquirida Hormosan Pharma GmbH. (Hormosan); [29]enquanto a atividade no Reino Unido é uma iniciativa direta ao mercado.

JAPÃO

A Lupin é a empresa do sector dos produtos farmacêuticos genéricos do Top 10 que regista o crescimento mais rápido no Japão (IMS). Desenvolve a sua atividade no Japão através da sua filial, a Kyowa Pharmaceutical Industry Co. Ltd. (Kyowa), uma empresa adquirida em 2007, [30][31]e I'rom, Pharmaceutical Co. Ltd (IP), adquirida em 2011. [32][33]A Kyowa tem uma presença ativa nos segmentos de Neurologia, Cardiovascular, Gastroenterologia e Terapia Respiratória. A I'rom é uma empresa de injetáveis de nicho.

Em 2014, a Lupin celebrou um acordo estratégico de joint venture com a empresa farmacêutica japonesa Yoshindo Inc., sediada em Toyam, para criar a YL Biologics (YLB). [34]A YLB será gerida conjuntamente por ambos os parceiros e será responsável pela condução do desenvolvimento clínico de determinados biossimilares, incluindo o preenchimento de formulários regulamentares e a obtenção de autorização de comercialização no Japão.

ÁFRICA DO SUL

A filial sul-africana da Lupin, a Pharma Dynamics (PD) [35], é a empresa de crescimento mais rápido e a quarta maior empresa de genéricos no mercado sul-africano (IMS). A empresa é líder de mercado no segmento cardiovascular e tem uma presença crescente nos segmentos de neurologia, gastroenterologia e de venda livre (OTC).

AUSTRÁLIA

A Lupin entrou no mercado australiano através da sua filial, a Generic Health Pte. Ltd. (GH). [36]Posteriormente, adquiriu os direitos de comercialização a nível mundial da marca australiana Goanna, com mais de 100 anos,[37] utilizada para o controlo da dor.

FILIPINAS

A Multicare Pharmaceuticals (Multicare), subsidiária da Lupin nas Filipinas,[38] é uma empresa de genéricos de marca centrada na saúde da mulher, na pediatria, nos cuidados gastrointestinais e na diabetes. O ano fiscal de 2012 marcou também a sua incursão no segmento da Neurologia, quando celebrou uma parceria de marketing estratégico com a Sanofi.[39]

MÉXICO E AMÉRICA LATINA

Em 2014, a Lupin adquiriu uma participação de 100% no capital da Laboratories

Grin, S.A. De C.V. (Grin), México, uma empresa farmacêutica especializada no desenvolvimento, fabrico e comercialização de produtos oftálmicos de marca. Isto marcou a sua entrada no México e no mercado farmacêutico latino-americano mais alargado. Em maio de 2015, a Lupin entrou no mercado brasileiro com a aquisição de uma participação de 100% na Medquimica Industria Farmacëutica S.A., Brasil, (Medquimica).[40]

ANTI-TUBERCULOSE

A Lupin é um líder mundial no sector das cefalosporinas, dos produtos cardiovasculares e da luta contra a tuberculose. A empresa é também um fornecedor estratégico de produtos anti-TB para a Stop TB Partnership, sendo as suas fórmulas fornecidas a mais de 50 países através de aquisições do GDF.

A Rgwduen é também um líder mundial em APIs anti-TB e está associada ao Programa Nacional Revisto de Controlo da Tuberculose do Governo da Índia. Fornece a várias agências governamentais, à Stop TB Partnership e a várias outras agências internacionais, como a PanAmericanHealth (OPAS), Médicos Sem Fronteiras (MSF) e a Fundação Damien. O etambutol, a rifampicina e a pirazinamida são as moléculas para a tuberculose mais vendidas pela empresa.

BIOTECNOLOGIAINVESTIGAÇÃO

O Lupin Biotechnology Research Group, com sede em Ghotawade & Wakad, perto de Pune, está centrado no desenvolvimento de biossimilares. Desde maio de

2013, tem uma reserva de 10 produtos biossimilares em desenvolvimento e está prestes a obter autorização de comercialização para 2 dos seus produtos oncológicos para o mercado indiano. A Lupin tem competências para o desenvolvimento completo e o fabrico de produtos terapêuticos à base de proteínas recombinantes a partir de plataformas de cultura de células microbianas e de mamíferos de elevado rendimento e propriedade. A infraestrutura de I&D biotecnológica oferece uma gama de capacidades de desenvolvimento de produtos que vão desde o desenvolvimento de clones, otimização de processos, desenvolvimento de métodos analíticos, bioensaios, formulações, estudos de estabilidade, estudos não clínicos e clínicos apoiados por uma sólida compreensão dos aspectos regulamentares e de PI. Os programas de desenvolvimento biotecnológico da empresa estão em conformidade e seguem as directrizes regulamentares do IC, da EMEA e da Índia.

RESPONSABILIDADE SOCIAL DAS EMPRESAS

A Lupin criou a Lupin Human Welfare & Research Foundation em 2 de outubro de 1988. O seu principal objetivo era proporcionar um modelo alternativo sustentável, replicável e em constante evolução de desenvolvimento rural holístico. Começou com alguns pequenos projectos de desenvolvimento rural que abrangiam cerca de 35 aldeias no <u>distrito de Bharatpur</u>, <u>Rajasthan</u>. Os seus esforços tocaram a vida de mais de um milhão de pessoas em   3100 aldeias nos Estados do Rajastão

, <u>Madhya</u>

<u>Pradesh</u>, <u>Maharashtra</u> e <u>Uttarakhand</u>.

A Lupin foi a primeira na lista das marcas mais reputadas da Índia (sector farmacêutico) [4 [1]num estudo realizado pela BlueBytes,[42], uma empresa líder em análise de meios de comunicação social, em associação com a TRA Research, [33]uma organização de análise de marcas (ambas pertencentes ao Grupo Comniscient).

DR. LABORATÓRIOS DO DR. REDDY

Dr. Reddy's Laboratories é uma empresa farmacêutica multinacional indiana com sede em Hyderabad, Telangana, Índia. A empresa foi fundada por Anji Reddy, que trabalhou anteriormente no instituto de mentores Indian Drugs and Pharmaceuticals Limited, de Hyderabad, Índia.[2] A Dr. Reddy's fabrica e comercializa uma vasta gama de produtos farmacêuticos na Índia e no estrangeiro. A empresa tem mais de 190 medicamentos, 60 ingredientes farmacêuticos activos (API) para o fabrico de medicamentos, kits de diagnóstico, cuidados intensivos e produtos biotecnológicos.

A Dr. Reddy's começou por ser um fornecedor dos fabricantes de medicamentos indianos, mas rapidamente começou a exportar para outros mercados menos regulamentados que tinham a vantagem de não ter de gastar tempo e dinheiro numa fábrica que obtivesse a aprovação de um organismo de licenciamento de medicamentos, como a Food and Drug Administration (FDA) dos EUA. No início dos anos 90, o aumento da escala e da rentabilidade destes mercados não regulamentados permitiu que a empresa começasse a concentrar-se na obtenção da aprovação das entidades reguladoras dos medicamentos para as suas fórmulas e fábricas de medicamentos a granel em economias mais desenvolvidas. Isto permitiu a sua entrada em mercados regulamentados, como os EUA e a Europa. Em 2014, a Dr. Reddy Laboratories foi incluída na lista das 1200 marcas mais fiáveis da Índia, de acordo com o Brand Trust Report 2014, um estudo realizado pela Trust Research Advisory, uma empresa de análise de marcas.

Em 2007, a Dr. Reddy's tinha seis fábricas da FDA que produziam ingredientes farmacêuticos activos na Índia e sete fábricas inspeccionadas pela FDA e certificadas pelas normas ISO 9001 (qualidade) e ISO 14001 (gestão ambiental) que produziam medicamentos prontos para uso pelos doentes - cinco delas na Índia e duas no Reino Unido[4].

Em 2010, a empresa familiar Dr Reddy's negou[5] que estivesse em negociações para vender o seu negócio de genéricos na Índia ao gigante farmacêutico americano Pfizer,[6] que tinha processado a empresa por alegada violação de patentes depois de a Dr Reddy's ter anunciado que tencionava produzir uma versão genérica da atorvastatina, comercializada pela Pfizer como Lipitor, um medicamento anti-colesterol.™ A Reddy's já estava ligada à multinacional farmacêutica britânica Glaxo Smithkline.

HISTÓRIA DA EMPRESA

A Dr. Reddy's foi inicialmente lançada em 1984, produzindo ingredientes farmacêuticos activos. Em 1986, a Reddy's iniciou as suas actividades de produção de fórmulas de marca. No espaço de um ano, a Reddy's lançou o Norilet, a primeira marca reconhecida da empresa na Índia. Pouco depois, a Dr. Reddy's obteve outro êxito com o Omez, o seu omeprazol de marca - medicamento para a úlcera e a esofagite de refluxo - lançado a metade do preço das outras marcas existentes no mercado indiano nessa altura.

No espaço de um ano, a Reddy's tornou-se a primeira empresa indiana a exportar ingredientes activos para produtos farmacêuticos para a Europa. Em 1987, a Reddy's começou a transformar-se de um fornecedor de ingredientes farmacêuticos a outros fabricantes num fabricante de produtos farmacêuticos.

EXPANSÃO INTERNACIONAL

A primeira mudança internacional da empresa levou-a para a Rússia em 1992. Aí, a Dr. Reddy's formou uma empresa comum com o maior produtor de produtos farmacêuticos do país, a Biomed. A empresa retirou-se em 1995 devido a acusações de escândalo, envolvendo "uma perda material significativa devido às actividades da sucursal de Moscovo da Reddy's Labs com a ajuda do diretor executivo da Biomed"/ [10]] A Reddy's vendeu a empresa comum ao grupo Sistema, amigo do Kremlin. Em 1993, a Reddy's constituiu uma empresa comum no Médio Oriente e criou duas unidades de formulação nesse país e na Rússia. A Reddy's exportava medicamentos a granel para estas unidades de formulação, que os transformavam em produtos acabados. Em 1994, a Reddy's começou a visar o mercado de genéricos dos EUA, construindo instalações de fabrico topo de gama.

DESCOBERTA DE NOVOS MEDICAMENTOS

O caminho da Reddy para a descoberta de novos medicamentos envolveu a seleção de produtos genéricos especializados nos mercados ocidentais para criar uma base para a descoberta de medicamentos. O desenvolvimento de genéricos especializados foi um passo importante para o interesse crescente da empresa no desenvolvimento de novas entidades químicas. Os elementos envolvidos na criação de um genérico de especialidade, como a inovação no laboratório, o desenvolvimento do composto e o envio da equipa de vendas para o mercado, são também etapas do desenvolvimento de um novo medicamento de especialidade. Começar com genéricos de especialidade permitiu à empresa ganhar experiência com essas etapas antes de passar à criação de medicamentos totalmente novos.

A Reddy's também investiu fortemente na criação de laboratórios de I&D e é a única empresa indiana com uma atividade de I&D significativa no estrangeiro. A Fundação de Investigação do Dr. Reddy's foi criada em 1992 com o objetivo de fazer investigação na área da descoberta de novos medicamentos. Inicialmente, a estratégia de investigação de medicamentos da fundação girava em torno da procura de análogos. Desde então, o foco mudou para a I&D inovadora, contratando novos cientistas, especialmente estudantes indianos que estudam no estrangeiro em cursos de doutoramento e pós-doutoramento. Em 2000, a Fundação criou um laboratório americano em <u>Atlanta</u>, dedicado à descoberta e conceção de novas terapêuticas. O laboratório chama-se Reddy US Therapeutics Inc (RUSTI) e o seu principal objetivo é a descoberta de medicamentos da próxima geração utilizando a genómica e a proteómica. O impulso da investigação da Reddy centra-se em grandes áreas de nicho nos mercados ocidentais - medicamentos anticancerígenos, antidiabetes, cardiovasculares e anti-infecciosos.

Os sucessos de marketing internacional da Reddy's foram construídos sobre uma forte base de fabrico que, por sua vez, foi o resultado de um crescimento inorgânico através da aquisição de instalações internacionais e nacionais. A Reddy's fundiu a Cheminor Drug Limited (CDL) com o objetivo principal de fornecer ingredientes farmacêuticos activos aos mercados tecnicamente exigentes da América do Norte e da Europa. Esta fusão também proporcionou à Reddy's uma entrada no negócio de genéricos de valor acrescentado nos mercados regulamentados de API.

EXPANSÃO E AQUISIÇÃO

Em 1997, a Reddy's passou de fornecedor de API e de medicamentos a granel para mercados regulamentados, como os EUA e o Reino Unido, e de fornecedor de fórmulas de marca em mercados não regulamentados, como a Índia e a Rússia, para a produção de genéricos, apresentando um pedido abreviado de autorização de introdução de novos medicamentos (ANDA) nos EUA. No mesmo ano, a Reddy's concedeu uma licença de uma molécula para ensaios clínicos à Novo Nordisk, uma empresa farmacêutica dinamarquesa.

Reforçou as suas actividades de fabrico na Índia adquirindo a American Remedies Ltd. em 1999. Esta aquisição fez da Reddy's a terceira maior empresa farmacêutica da Índia, a seguir à Ranbaxy e à Glaxo (I) Ltd, com uma gama completa de produtos farmacêuticos, que incluía medicamentos a granel, produtos intermédios, dosagens acabadas, síntese química, diagnóstico e biotecnologia.

A Reddy's começou a explorar a apresentação de pedidos de autorização de introdução no mercado ao abrigo do n.o 4 como estratégia para introduzir novos medicamentos no mercado a um ritmo mais rápido. Em 1999, apresentou um pedido de autorização de introdução no mercado do Para 4 para o omeprazol, o medicamento que tinha sido a pedra angular do seu êxito na Índia. Em dezembro de 2000, a Reddy's realizou o seu primeiro lançamento comercial de um produto genérico nos EUA e o seu primeiro produto com exclusividade de mercado foi lançado nesse país em agosto de 2001. No mesmo ano, tornou-se também a primeira empresa farmacêutica não japonesa da região Ásia-Pacífico a obter uma cotação na Bolsa de Valores de Nova Iorque, o que constituiu um feito inovador para a indústria farmacêutica indiana.

Em 2001, a Reddy's tornou-se a primeira empresa indiana a lançar o medicamento genérico fluoxetina (uma versão genérica do Prozac da Eli Lilly and Company) com 180 dias de exclusividade de mercado nos EUA. O Prozac registou vendas superiores a mil milhões de dólares por ano no final da década de 1990. Os laboratórios Barr dos EUA obtiveram exclusividade para todas as formas de dosagem aprovadas (10 mg, 20 mg), exceto uma (40 mg), que foi obtida pela Reddy's. A Lilly tinha várias outras patentes relativas ao composto do medicamento e já tinha beneficiado de um longo período de proteção de patentes. O caso para permitir a venda de genéricos foi ouvido duas vezes pelo <u>Tribunal do Circuito Federal</u>, e a Reddy's ganhou ambas as audiências. A Reddy's gerou quase 70 milhões de dólares em receitas durante o período inicial de exclusividade de seis meses. Com receitas tão elevadas em jogo, a Reddy's estava a apostar no sucesso do litígio; não ganhar o caso poderia custar-lhe milhões de dólares, dependendo da duração do julgamento.

Ao êxito da comercialização da fluoxetina seguiu-se o lançamento nos Estados Unidos, em janeiro de 2003, dos comprimidos de <u>ibuprofeno</u> da marca Reddy's, nas dosagens de 400, 600 e 800 mg. <u>A comercialização direta</u> sob a marca Reddy's representou um passo significativo nos esforços da empresa para construir um negócio de genéricos forte e sustentável nos EUA. Foi o primeiro passo para a criação de uma rede de distribuição de pleno direito da Reddy's no mercado americano.

Em 2015, os Laboratórios Dr. Reddy's adquiriram as marcas estabelecidas do fabricante belga de medicamentos UCB SA no Sul da Ásia por 8 mil milhões de rupias (128,38 milhões de dólares).^ [1]Os Laboratórios Dr. Reddy's também assinaram um pacto de licenciamento com a XenoPort para o seu tratamento experimental para tratar <u>a psoríase</u> em placas. Nos termos do acordo, serão concedidos à Dr. Reddy's direitos exclusivos nos EUA para desenvolver e comercializar o XP23829 para todas as indicações, mediante um pagamento inicial de 47,5 milhões de dólares.[22]

IPO AMERICANA E EXPANSÃO PARA A EUROPA

Em 2001, a Reddy's concluiu a sua oferta pública inicial de 132,8 milhões de dólares nos EUA, garantida por American Depositary Receipts. Nessa altura, a empresa passou também a estar cotada na Bolsa de Valores de Nova Iorque. Os fundos angariados com a oferta pública inicial ajudaram a Reddy's a entrar na produção internacional e a adquirir empresas de base tecnológica.

Em 2002, a Reddy's iniciou as suas actividades na Europa através da aquisição de duas empresas farmacêuticas no Reino Unido. A aquisição da BMS Laboratories e da sua filial a 100 %, Meridian UK, permitiu à Reddy's expandir-se geograficamente para o mercado europeu. Em 2003, a Reddy's investiu igualmente 5,25 milhões de dólares americanos em capital próprio na Bio Sciences Ltd. A Auriegene Discovery Technologies, uma empresa de investigação por contrato, foi criada como uma filial a 100% da Reddy's em 2002. O objetivo da Auriegene era adquirir experiência na descoberta de medicamentos através da investigação por contrato para outras empresas farmacêuticas. A Reddy's celebrou um acordo de investimento de risco com o ICICI Bank, uma empresa bancária indiana estabelecida.

Nos termos do acordo, a ICICI Venture concordou em financiar o desenvolvimento, o registo e os custos legais relacionados com a comercialização de ANDAs numa base pré-determinada. Após a comercialização destes produtos, a Dr. Reddy's paga à ICICI Venture royalties sobre as vendas líquidas durante um período de 5 anos.

EXPANSÃO GLOBAL

A empresa decidiu expandir-se a nível mundial e adquiriu outras entidades. Em março de 2002, a Dr. Reddy's adquiriu a BMS Laboratories, <u>Beverley</u>, e a sua filial a 100% Meridian Healthcare, por 14,81 milhões de <u>euros</u>. Estas empresas dedicam-se à produção de sólidos, líquidos e embalagens orais, com instalações de fabrico em <u>Londres</u> e <u>Beverley</u>, no Reino Unido. Recentemente, a Dr. Reddy's celebrou um acordo de I&D e de comercialização com a Argenta Discovery Ltd, uma empresa privada de desenvolvimento de medicamentos sedeada no Reino Unido, para o tratamento da doença pulmonar obstrutiva crónica (DPOC).

A Dr. Reddy's celebrou um acordo de 10 anos com a Rheoscience A/S da <u>Dinamarca</u> para o desenvolvimento conjunto e a comercialização da balaglitazona (DRF-2593), uma molécula para o tratamento da <u>diabetes</u> de tipo 2. A Rheoscience detém os direitos de comercialização deste produto na <u>União Europeia</u> e na China, enquanto os direitos nos EUA e no resto do mundo serão detidos pela Dr. Reddy's. A Dr. Reddy's efectuou ensaios clínicos do seu medicamento cardiovascular RUS 3108 em <u>Belfast</u>, na <u>Irlanda do Norte</u>, em 2005. Os ensaios foram realizados para estudar a segurança e os perfis farmacocinéticos do medicamento, que se destina ao tratamento da aterosclerose, uma das principais causas de perturbações cardiovasculares.

A Dr. Reddy's celebrou um acordo de comercialização com a Eurodrug Laboratories, uma empresa farmacêutica sediada nos Países <u>Baixos</u>, para melhorar a sua carteira de produtos para doenças respiratórias. Introduziu um broncodilatador de xantina de segunda geração, a doxofilina, que é utilizada no tratamento de doentes com asma e DPOC.

Em 2004, a Reddy's adquiriu a Trigenesis Therapeutics Inc; uma empresa privada de dermatologia sediada nos EUA. Esta aquisição deu à Reddy's acesso a produtos e tecnologias patenteados no sector da dermatologia.

A estratégia de aplicação do Para 4 da Dr. Reddy's para a atividade de genéricos sofreu um grave revés quando a Reddy's perdeu a contestação da patente no caso do medicamento Norvasc (maleato de amlodipina) da Pfizer, um medicamento indicado para o tratamento da hipertensão e da angina. Os custos inerentes ao litígio em matéria de patentes, bem como a perda inesperada da contestação da patente, afectaram os planos da Reddy's de iniciar uma atividade especializada nos mercados de genéricos dos EUA.

Em março de 2006, a Dr. Reddy's adquiriu a Betapharm Arzneimittel GmbH à 3i por 480 milhões de euros. Esta é uma das maiores aquisições estrangeiras de sempre efectuadas por uma empresa farmacêutica indiana. A Betapharm é a quarta maior empresa farmacêutica de genéricos da Alemanha, com uma quota de mercado de 3,5%, incluindo 150 ingredientes farmacêuticos activos.

A Reddy's promoveu a primeira empresa indiana de desenvolvimento integrado de medicamentos, a Perlecan Pharma Pvt Ltd, juntamente com a empresa de gestão de fundos de capital de risco ICICI Ltd e o

Citigroup   VentureCapital   Internationalgrowth

partnership Mauritius Ltd. A entidade combinada empreenderá o desenvolvimento

clínico e a concessão de licenças para novos activos de entidades químicas.

A Dr. Reddy's está atualmente licenciada pela Merck & Co. para vender uma

versão genérica autorizada do popular medicamento sinvastatina (Zocor) nos

EUA. Uma vez que a Dr. Reddy's tem uma licença da Merck, não estava sujeita

ao período de exclusividade da sinvastatina genérica.^ [3] A partir de 2006, os

Laboratórios Dr. Reddy's ultrapassaram os 500 milhões de dólares em receitas,

provenientes dos seus segmentos de IFA, formulações de marca e genéricos; os

dois primeiros segmentos representam quase 75% das receitas. A Dr. Reddy's

trata e gere todos os processos, desde o desenvolvimento do IFA até à

apresentação dos dossiers de dosagem acabada às agências reguladoras.

INICIATIVAS CENTRADAS NO DOENTE

Em setembro de 2016, a Dr. Reddy's lançou a "Purple Health" na Índia, uma
plataforma centrada no doente para fornecer soluções que respondam às
necessidades não satisfeitas dos doentes. A [114]Purple Health abordará as
necessidades não atendidas dos pacientes envolvendo quatro segmentos:
conscientização, acesso (acesso à medicação), adesão (adesão à terapia) e

experiência (experiência de medicação simplificada). [1151]O primeiro passo deste programa será o lançamento de uma nova embalagem amiga do doente para as suas 25 marcas mais vendidas, que será implementada de forma faseada ao longo dos próximos seis meses. As embalagens foram concebidas de modo a que os blisters tenham um espaço suplementar para o nome da marca, o que garante uma fácil identificação na farmácia, um separador na parte inferior com a data de validade claramente mencionada e uma representação gráfica da hora a que o medicamento deve ser tomado. No caso dos frascos, o copo de medição é agora fácil de ler e o gargalo do frasco foi modificado para garantir um derrame mínimo. [11511161]A Purple Health também inclui serviços de apoio aos doentes. Por exemplo, uma pessoa que esteja a tomar medicamentos para uma doença renal avançada será apoiada por mensagens e aconselhamento sobre dieta, medicamentos, etc.[1161]

PRINCIPAIS PRODUTOS

-- Ciprofloxacina   - Losartan

       Ranitidina

Cloridrato

Formulário
2 da HCI

- Ramipril

Naproxeno

- Terbinafina

Sódio

ICS

Naproxeno

- Ibuprofeno

Atorvastatin
a

- Sertalina

Montelucast
e

Cloridrato

Potássio
(

Notin
-
Esparfloxacina

- Nizatidina

- Fexofenadina

- Ranitidina

Cloridrato

- Clopidogrel

EUA devido a
2007

caso de patente)

- Omeprazol

- Finasterida

- Sumatriptano

Formulário 1

PRINCIPAIS INGREDIENTES FARMACÊUTICOS ACTIVOS[editar]

PRINCIPAIS MARCAS DO DR. REDDY'S

América do Norte	Índia	Rússia
Decitabina Injeção	Omez	Nise
Omeprazol Mg OTC	Omez-DSR	Omez

Azacitidina	Nise	Cetorol
Metoprolol ER	Stamlo	Cetrina
Ácido zolendrónico (Reclast)	Reditux	Ciprolet
Fondaparinux	Fondado	Senade
Omeprazol DR	Razo	Sirdalud
Tacrolimus	Razo-D	Ibuclin
Atorvastatina	Atocor	Novigan
OTC Fexo	Econorm	Femibion

<u>CIPLA LIMITED</u>

A **CiplaLimited** é uma empresa indiana

empresa multinacional <u>farmacêutica</u> e <u>de biotecnologia,</u> com sede em

em <u>Mumbai</u>, na <u>Índia</u>.[3][4][5] <u>Bélgica</u>, <u>Surrey</u> na <u>União Europeia</u>, <u>Miami</u>, <u>Florida</u>, nos

<u>Estados Unidos</u> e <u>Cidade do Cabo</u> na África do Sul; com instalações de fabrico em

<u>Goa</u> Goa (onze), <u>Bengaluru</u> (uma), <u>Baddi</u> (uma), <u>Indore</u> (uma), <u>Kurkumbh</u> (uma),

Patalganga (uma) e Sikkim (uma), juntamente com estações de campo em Deli,
Pune e Hyderabad [16]e Durban, África do Sul.

Ciplaprimariamente

desenvolve medicamentos para tratar doenças cardiovasculares, artrite, diabetes,
controlo de peso e depressão; outras condições médicas.[171]

Em 17 de setembro de 2014, a sua capitalização bolsista era de 517 mil milhões
de euros (8,0 mil milhões de dólares) (7,7 mil milhões de dólares), o que a torna a
42ª maior empresa indiana cotada em bolsa por valor de mercado

HISTÓRIA

Foi fundada pelo Dr. Khwaja Abdul Hamied como "The Chemical, Industrial &
Pharmaceutical Laboratories" em 1935, em Mumbai. [44][42]O nome da empresa foi
alterado para "Cipla Limited" em 20 de julho de 1984. [66]No ano de 1985, a FDA
dos EUA aprovou as instalações de fabrico de medicamentos a granel da empresa.
[1^] Dirigida pelo filho do fundador, Yusuf Hamied, um químico formado em
Cambridge, a empresa tornou-se um ícone mundial pelo seu papel de desafiar as
empresas farmacêuticas multinacionais ocidentais, a fim de fornecer
medicamentos genéricos contra a SIDA e outros medicamentos para tratar as
pessoas pobres nos países em desenvolvimento.[14] Em 1994, a Cipla lançou a
Deferiprona, o primeiro quelante de ferro oral do mundo.][11]] Em 2001, a Cipla
ofereceu medicamentos (anti-retrovirais) para o tratamento do VIH a um custo

fraccionado (menos de 350 dólares por ano e por doente).][15]

Em 2013, a Cipla adquiriu a empresa sul-africana Cipla-Medpro, manteve-a como filial e alterou o seu nome para Cipla Medpro South Africa Limited.][16][17] Na altura da aquisição, a Cipla-Medpro tinha sido um parceiro de distribuição da Cipla e era a terceira maior empresa farmacêutica da África do Sul]. [16]A empresa tinha sido fundada em 2002 e era conhecida como Enaleni Pharmaceuticals Ltd. [118] Em 2005, a Enaleni comprou todas as acções da Cipla-Medpro, que tinha sido uma empresa comum entre a Cipla e a Medpro Pharmaceuticals, uma empresa sul-africana de genéricos,] [19] e em 2008 mudou o seu nome para Cipla-Medpro.][60]

PRODUTOS E SERVIÇOS

A Cipla vende <u>ingredientes farmacêuticos activos</u> a outros fabricantes, bem como produtos farmacêuticos e de cuidados pessoais,]] [21]incluindo <u>Escitalopram</u> (antidepressivo), <u>Lamivudina</u> e <u>Propionato de Fluticasona</u>.] [2] É o maior fabricante mundial de <u>medicamentos anti-retrovirais</u>

OPERAÇÕES

A Cipla tem 34 unidades de fabrico em 8 locais na Índia e está presente em 100 países. [23][24]As exportações representaram 48% dos 49,48 mil milhões de euros (770 milhões de dólares) das suas receitas no exercício de 2013-14[u] A Cipla gastou 517 cr. INR (5,4% das receitas) em actividades de I&D no exercício de 2013-14. (5,4% das receitas) no exercício de 2013-14 em actividades de I&D. [01]As principais áreas de incidência da I&D foram o desenvolvimento de novas formulações, sistemas de administração de medicamentos e API (ingredientes farmacêuticos activos). A Cipla também coopera com outras empresas em áreas como a consultoria, a colocação em funcionamento, a engenharia, a avaliação de projectos, o controlo de qualidade, a transferência de conhecimentos, o apoio e o fornecimento de instalações.

Em 31 de março de 2013, a empresa tinha 22.036 empregados (dos quais 2.455 eram mulheres (7,30%) e 23 eram empregados com deficiência (0,1%))Я Durante o ano fiscal de 2013-14, a empresa incorreu em 12,85 mil milhões de euros (200 milhões de dólares) em despesas com benefícios aos empregados

LISTAGENS E PARTICIPAÇÕES

As acções da Cipla estão cotadas na Bolsa de Valores de Bombaim/][25], onde são parte integrante do índice BSE SENSEX, [26]e na Bolsa de Valores Nacional da Índia/][27], onde são parte integrante do CNX Nifty. [28]Os seus Global Depository Receipts (GDR) estão cotados na Bolsa de Valores do Luxemburgo/][1]

Em 30 de setembro de 2014, o grupo promotor, Dr. Y. K. Hamied e a sua família, detinham cerca de 36,80% das acções da Cipla. Cerca de 148 000 accionistas individuais detinham aproximadamente 18,67% das suas acções. [29]A LIC é o maior acionista não promotor, com cerca de 6,45% de participação na empresa no final de setembro de 2013.[30]

Accionistas (em 31 de março de 2014)	Participação^][9]
Grupo promotor	36.80%
Investidores institucionais estrangeiros (FII)	23.32%
Accionistas individuais	19.00%
Companhias de seguros	06.59%
Pessoas colectivas privadas	04.68%
Fundos Mútuos e UTI	04.43%
NRI/FCB/Outros	03.46%
GDRs	01.10%
Total	100.0%

PRÉMIOS E RECONHECIMENTOS

- Em 2012, a Cipla recebeu o prémio Thomson Reuters India Innovation Award.[31]

- A Cipla ganhou o prémio Dun & Bradstreet American Express Corporate Awards para 2006.[32]

- Em 2005, a Forbes incluiu a Cipla na lista das 200 "Best under a billion" das melhores pequenas empresas asiáticas.][133]

- Em 1980, a Cipla ganhou o prémio Chemexcil Award for Excellence para as exportações] [13].

- A Cipla ficou em terceiro lugar na lista das marcas mais reputadas da Índia (sector farmacêutico)] [34] num estudo realizado pela BlueBytes,][35,]] uma empresa líder em análise dos meios de comunicação social em associação com a TRA Research,]][36]] uma organização de análise de marcas (ambas pertencentes ao Grupo Comniscient).

AUROBINDO PHARMA LIMITED

A Aurobindo Pharma Limited é uma empresa de fabrico de produtos farmacêuticos com sede em HITEC City, Hyderabad, Índia. A empresa fabrica produtos farmacêuticos genéricos e ingredientes farmacêuticos activos. A área de atividade da empresa inclui seis grandes áreas terapêuticas/produtos: antibióticos, anti-retrovirais, produtos cardiovasculares, produtos para o sistema nervoso central, gastroenterológicos e anti-alérgicos. A empresa comercializa estes produtos em mais de 125 países. Os seus parceiros de comercialização incluem a

AstraZeneca[3] e a Pfizer.

EMPRESA

A empresa iniciou as suas actividades em 1988-89 com uma única unidade de fabrico de penicilina semi-sintética (SSP) em Puducherry. A Aurobindo Pharma tornou-se uma empresa pública em 1992 e cotou as suas acções nas bolsas de valores indianas em 1995. A Aurobindo Pharma está igualmente presente nos principais segmentos terapêuticos, tais como as neurociências, as doenças cardiovasculares, os anti-retrovirais, os antidiabéticos, a gastroenterologia e as cefalosporinas, entre outros.A Aurobindo Pharma figura entre as 10 maiores empresas da Índia em termos de receitas consolidadas. A Aurobindo exporta para mais de 125 países em todo o mundo e mais de 70% das suas receitas provêm de operações internacionais.

Em 2014, a Aurobindo comprou as operações de genéricos da Actavis em 7 países da Europa Ocidental por 41 milhões de dólares.

Capítulo 3

CADILA PHARMACEUTICALS LIMITED

A **CadilaPharmaceuticalsLimited** é uma empresa indiana

empresa farmacêutica multinacional com sede em Ahmedabad, Gujarat, fundada em 1951. A Cadila Pharmaceuticals fabrica e vende formulações acabadas e ingredientes farmacêuticos activos (API) em 100 países. A empresa oferece formulações em áreas terapêuticas, tais como cardiovascular, gastrointestinal, analgésicos, hematínicos, anti-infecciosos e antibióticos, agentes respiratórios, antidiabéticos e imunológicos.

EMPRESA

A Cadila Laboratories foi criada pelo Sr. Indravadan A. Modi e pelo Sr. Raman Patel em 1951, em Ahmedabad. Em 1995, a empresa foi reestruturada em duas empresas distintas. Estas eram a Cadila Pharmaceuticals, gerida pelo Sr. Indravadan Modi, e a Cadila Healthcare, que passou para o seu antigo sócio, o Sr. Raman Patel. O Dr. Rajiv Modi, filho do Sr. Indravadan Modi, é o atual presidente e diretor executivo da Cadila Pharmaceuticals Limited.[m]

FABRICAÇÃO

A Cadila Pharmaceuticals tem as suas instalações de fabrico de formulações em Dholka, Gujarat (Índia); Samba, Jammu (Índia) e em Addis Ababa (Etiópia). As duas instalações de fabrico de API estão situadas em Ankleshwar, Gujarat.

As instalações de fabrico em Dholka e a unidade API em Ankleshwar, Gujarat, são certificadas pela USFDA; as instalações de fabrico no estrangeiro, na Etiópia, são instalações conformes com as BPF da OMS[2].

A Cadila Pharmaceuticals iniciou a sua divisão Agro em 1992.

ACREDITAÇÕES

As instalações de fabrico da Cadila Pharmaceuticals são acreditadas pela OMS-GMP, OMS-Genebra (local GDF para Anti-TB), USFDA, TGA Austrália (PIC/S), MHRA-Reino Unido, MCC-África do Sul, ISO 9001 e ISO 14001.

INVESTIGAÇÃO

A Cadila Pharmaceuticals estabeleceu uma instalação de I&D dedicada, espalhada por uma área de 1.05.000 pés quadrados em Dholka, Gujarat, Índia, que é gerida por 300 cientistas.

A empresa é a primeira empresa indiana a obter a aprovação do Investigational New Drug (IND) pela USFDA para ensaios clínicos a realizar na Índia. A empresa tem cinco dossiers IND apresentados à USFDA para tuberculose pulmonar, cancro do pulmão, cancro da próstata, cancro da bexiga e melanoma. A empresa apresentou dez ANDAs[4].[A Cadila Pharmaceuticals tem ligações com várias instituições de investigação: Department of Biotechnology, UDSC, Nova Deli; IISc, Bangalore; Lala Ram Sarup Institute of TB & Respiratory diseases, Nova Deli; RRL, Jammu; CSIR, Nova Deli; CDRI, Lucknow; Advanced Transfusion Medicine Research Foundation, Ahmedabad; National Institute of Immunology, Nova Deli; Institute of Microbial Technology, Chandigarh; Talwar Research Foundation, Nova Deli e Trieste, Itália.

PRODUTOS E SERVIÇOS

A Cadila Pharmaceuticals oferece formulações de marca e genéricas que abrangem mais de 45 segmentos terapêuticos e 12 especialidades. Oferece igualmente mais de 50 API e produtos intermédios. No domínio dos serviços, a empresa oferece Contract Research e Contract Manufacturing.

A Cadila Pharmaceuticals é o único fabricante indiano de produtos naturais de estreptoquinase e ácido hialurónico. A empresa foi também a primeira no mundo a introduzir o rabeprazol sob a forma intravenosa - "Rabeloc"[6]. Em 2009, a primeira combinação de dose fixa de rifampicina potenciada do mundo para o tratamento da tuberculose - "Risorine'^] e a primeira combinação de medicamentos do mundo para a prevenção de doenças cardiovasculares - "Polycap" foram introduzidas pela Cadila Pharmaceuticals. [18] Para os doentes que sofrem de cancro do pulmão de células não pequenas (NSCLC), a empresa introduziu recentemente o "Mycidac-C" - a primeira imunoterapia ativa da classe, bem como o medicamento que visa a Desmocollin.[9] Algumas das principais marcas da empresa são Aciloc, Envas, Calcirol, Haem Up, Vasograin, Tricort, Fludac, Rabiloc, Trigan-D e Mycobutol

GLAXOSMITHKLINE PLC (GSK)

A GlaxoSmithKline plc (GSK) é uma empresa farmacêutica britânica com sede em Brentford, Londres. Criada em 2000 por uma fusão da Glaxo Wellcome e da SmithKline Beecham, a GSK era a sexta maior empresa farmacêutica do mundo em 2015 , depois da Pfizer, Novartis, Merck, Hoffmann-La Roche e Sanofi.]^ 4]] 3] Emma Walmsley tornou-se CEO em 31 de março de 2017 e é a primeira mulher CEO da empresa.

A empresa está cotada na Bolsa de Valores de Londres e faz parte do índice FTSE 100. Em agosto de 2016, tinha uma capitalização bolsista de 81 mil milhões de libras (cerca de 107 mil milhões de dólares), a quarta maior da Bolsa de Valores de Londres. [14] Tem uma cotação secundária na Bolsa de Valores de Nova Iorque.

Os medicamentos e vacinas da GSK renderam 21,3 mil milhões de libras em 2013].

[5] Os seus produtos mais vendidos nesse ano foram Advair, Avodart, Flovent, Augmentin, Lovaza e Lamictal. Os produtos de consumo da GSK, que facturaram

5,   2 mil milhões de libras

em   2013,

incluem a pasta de dentes Sensodyne e Aquafresh,   o leite com sal

beber Horlicks, Abreva   para colédoas   ,

BreatheRight nasal

tiras, substitutos de nicotina Nicoderm e Nicorette, e Night Nurse, um remédio para a constipação.]] [6]A empresa desenvolveu a primeira vacina contra a malária, a RTS,S, que, em 2014, disse que disponibilizaria por 5% acima do custo]. [7] Entre os produtos legados desenvolvidos pela GSK estão vários listados na Lista Modelo de Medicamentos Essenciais da Organização Mundial da Saúde, como amoxicilina, mercaptopurina, pirimetamina e zidovudina.

Em 2012, a GSK declarou-se culpada da promoção de medicamentos para utilizações não aprovadas, da não comunicação de dados de segurança e de subornos a médicos nos Estados Unidos e concordou em pagar um acordo de 3 mil milhões de dólares (1,9 mil milhões de libras), o maior acordo de uma empresa farmacêutica no país.

<u>**HISTÓRIA**</u>

<u>**GLAXO BEM-VINDO**</u>

A Glaxo foi fundada na década de 1850 como uma empresa de comércio geral em Bunnythorpe, Nova Zelândia, por um londrino, Joseph Edward Nathan.[9] Em 1904 começou a produzir alimentos para bebés à base de leite seco, primeiro conhecidos como Defiance, depois como Glaxo (de *lacto),* sob o slogan "Glaxo constrói bebés bonitos." [10][11]:306[^ O sinal dos Laboratórios Glaxo ainda é visível *(à direita)* no que é agora uma oficina de reparação de automóveis na rua principal de Bunnythorpe. O primeiro produto farmacêutico da empresa, produzido em 1920, foi a vitamina D.[11] :306

Os Laboratórios Glaxo abriram novas unidades em Londres em 1935. A empresa comprou duas empresas, a Joseph Nathan e a Allen & Hanburys, em 1947 e 1958, respetivamente. O farmacologista escocês David Jack trabalhava para a Allen & Hanbury's quando a Glaxo a adquiriu, tendo dirigido a I&D da empresa até 1987.[1]:306 Depois de a empresa ter adquirido os Laboratórios Meyer em 1978, começou a desempenhar um papel importante no mercado dos EUA. Em 1983, o braço americano, Glaxo Inc., mudou-se para Research Triangle Park (sede/investigação nos EUA) e Zebulon (fabrico nos EUA) na Carolina do Norte.[1121]

A Burroughs Wellcome & Company foi fundada em 1880 em Londres pelos farmacêuticos americanos Henry Wellcome e Silas Burroughs. Os Laboratórios de Investigação Tropical Wellcome foram inaugurados em 1902. Na década de 1920, a Burroughs Wellcome estabeleceu instalações de investigação e fabrico em <u>Tuckahoe, Nova Iorque</u>, : [113118] que serviram de sede nos EUA até à mudança da empresa para o <u>Research Triangle Park</u>, na Carolina do Norte, em 1971. [116]Os cientistas vencedores do Prémio Nobel <u>Gertrude B. Elion</u> e <u>George H. Hitchings</u> trabalharam aí e inventaram medicamentos ainda utilizados muitos anos mais tarde, como a <u>mercaptopurina</u>. [117]Em 1959, a Wellcome Company comprou a <u>Cooper, McDougall & Robertson Inc.</u> para se tornar mais ativa no domínio da saúde animal. A [112]Glaxo e a Burroughs Wellcome fundiram-se em 1995 para formar a Glaxo Wellcome.[118:309] Nesse ano, a Glaxo reestruturou a sua atividade de I&D, reduzindo 10 000 postos de trabalho em todo o mundo, encerrando as suas instalações de I&D em Beckenham, Kent, e abrindo um Centro de Investigação de Medicamentos em Stevenage, Hertfordshire.[119120121] Também nesse ano, a Glaxo Wellcome adquiriu a Affymax, sediada na Califórnia, líder no domínio da <u>química combinatória</u>.[122]

Em 1999, a Glaxo Wellcome tinha-se tornado a terceira maior empresa farmacêutica do mundo em termos de receitas (atrás da <u>Novartis</u> e da Merck), com uma quota de mercado global de cerca de 4%.[23] Os seus produtos incluíam <u>o Imigran</u> (para o tratamento das enxaquecas), <u>o salbutamol</u> (Ventolin) (para o tratamento da asma), o <u>Zovirax</u> (para o tratamento das constipações) e o <u>Retrovir</u> e o <u>Epivir</u> (para o tratamento da SIDA). Em 1999, a empresa era o maior fabricante mundial de medicamentos para o tratamento da asma e do VIH/SIDA[24].

Empregava 59 000 pessoas, das quais 13 400 no Reino Unido, tinha 76 empresas em funcionamento e 50 instalações de fabrico em todo o mundo, e sete dos seus produtos encontravam-se entre os 50 produtos farmacêuticos mais vendidos do mundo. A empresa tinha instalações de I&D em Hertfordshire, Kent e Londres, e fábricas na Escócia e no norte de Inglaterra. Tinha centros de I&D nos EUA e no Japão e instalações de produção nos EUA, na Europa e no Extremo Oriente.[25]

SMITHKLINE BEECHAM

Em 1843, Thomas Beecham lançou o seu laxante Beecham's Pills em Inglaterra, dando origem ao Grupo Beecham. Em 1859, a Beecham abriu a sua primeira fábrica em St Helens, Lancashire. Na década de 1960, a Beecham estava amplamente envolvida no sector farmacêutico.[12]

John K. Smith abriu a sua primeira farmácia em Filadélfia em 1830. Em 1865, Mahlon Kline juntou-se ao negócio, que 10 anos mais tarde se tornou Smith, Kline & Co. Em 1891, fundiu-se com a French, Richard and Company e, em 1929, alterou o seu nome para Smith Kline & French Laboratories, uma vez que se concentrou mais na investigação. Anos mais tarde, comprou os Laboratórios Norden, uma empresa de investigação na área da saúde animal, e a Recherche et Industrie Therapeutiques na Bélgica, em 1963, para se concentrar nas vacinas. A empresa começou a expandir-se globalmente, comprando sete laboratórios no Canadá e nos Estados Unidos em 1969. Em 1982, comprou a Allergan, um fabricante de produtos para os olhos e para a pele.[12]

A SmithKline & French fundiu-se com a Beckman Inc. em 1982 e alterou o seu nome para *SmithKline Beckman.* Em 1988, comprou o seu maior concorrente, International Clinical Laboratories, e em 1989 fundiu-se com a Beecham para formar *a SmithKline Beecham Pic.* A sede foi transferida dos Estados Unidos para Inglaterra. Para expandir a I&D nos Estados Unidos, a empresa comprou um novo centro de investigação em 1995; um outro abriu em 1997 em Inglaterra, no New Frontiers Science Park, Harlow.[12]

GLAXOSMITHKLINE

A Glaxo Wellcome e a SmithKline Beecham anunciaram a sua intenção de se fundirem em janeiro de 2000. A fusão foi concluída em dezembro desse ano, formando a GlaxoSmithKline (GSK). A [26][27]sede mundial da empresa situa-se na GSK House, em Brentford, Londres, inaugurada oficialmente em 2002 pelo então Primeiro-Ministro Tony Blair. O edifício foi construído a um custo de 300 milhões de libras e, em 2002, albergava 3.000 funcionários administrativos.[28]

ARMAS DE VENTURA

A SR One foi criada em 1985 pela SmithKline Beecham para investir em novas empresas de biotecnologia e continuou a operar após a criação da GSK; em 2003, a GSK tinha criado outra filial, a GSK Ventures, para conceder licenças ou criar novas empresas em torno de candidatos a medicamentos que não tencionava desenvolver. A [29]partir de 2003, a SR One tinha tendência para investir apenas se a empresa estivesse alinhada com a atividade da GSK.[29]

A SR One foi liderada por:

- 1985 a 1999: Peter Sears[30]
- 1999 a 2001: Brenda Gavin[31]
- 2001 a 2003: Barbara Dalton[31]
- 2004: Maxine Gowen[32]
- 2008 a 2010: Russell Greig[34]
- 2010 a 2011: Christoph Westphal[35][33]
- 2011: Jens Eckstein[36]

INVESTIGAÇÃO, PRODUTOS

PRODUTOS FARMACÊUTICOS

A GSK fabrica produtos para as principais áreas de doença, como a asma, o cancro, as infecções, a diabetes e a saúde mental. Os seus produtos mais vendidos em 2013 foram Advair, Avodart, Flovent, Augmentin, Lovaza e Lamictal; os seus medicamentos e vacinas renderam 21,3 mil milhões de libras nesse ano. Outros produtos mais vendidos incluem os inaladores para asma/DPOC Advair ,

Ventolin   e   Flovent;

a sua vacina contra a difteria/tétano/pertussis Infanrix e a sua vacina contra a hepatite B; o medicamento para a epilepsia Lamictal e o antibacteriano Augmenting]5.220

Os medicamentos historicamente descobertos ou desenvolvidos na GSK e nas suas empresas herdadas e atualmente vendidos como genéricos incluem a amoxicilina[ ] 37e o clavulanato de amoxicilina, [38]o clavulanato de ticarcilina,[39] a mupirocina, [40]] e a ceftazidima] [41]para infecções bacterianas, a zidovudina para

a infeção por VIH, o valaciclovir para infecções por vírus do herpes, o albendazol

para infecções parasitárias, sumatriptano para a enxaqueca, lamotrigina para a

epilepsia, bupropiona e paroxetina para a perturbação depressiva major,

cimetidina e ranitidina para a perturbação do refluxo gastroesofágico,

mercaptopurina] [42]e tiogua nove] [43]para o tratamento da leucemia, alopurinol

para a gota, [44]] pirimetamina para a malária, [45]] e o   antibacteriano

trimetoprim....[43]]   Entre estes, o albendazol,

a amoxicilina, a amoxicilina-clavulanato, o alopurinol, a mercaptopurina, a

mupriocina, a pirimetamina, a ranitidina, a tioguanina, o trimetoprim e a

zidovudina constam da lista de medicamentos essenciais da Organização

Mundial de Saúde/][46]

VACINA CONTRA A MALÁRIA

Em 2014, a GSK solicitou a aprovação regulamentar da primeira vacina contra a

malária. [47]A malária é responsável por mais de 650.000 mortes por ano,

principalmente em África. [48]Conhecida como RTS,S, a vacina foi desenvolvida

como um projeto conjunto com a iniciativa de vacinas PATH e a Fundação Bill e

Melinda Gates. A empresa comprometeu-se a disponibilizar a vacina nos países

em desenvolvimento por um preço cinco por cento superior ao custo de produção.

][17]

Em 2013, a RTS,S, que utiliza o adjuvante AS01, propriedade da GSK, estava a

ser examinada num ensaio de Fase 3 em oito países africanos. A PATH informou que "no período de 12 meses após a vacinação, a RTS,S conferiu aproximadamente 50% de proteção contra a doença clínica por Plasmodium falciparum em crianças com idades entre os 5 e os 17 meses, e aproximadamente 30% de proteção em crianças com idades entre as 6 e as 12 semanas quando administrada em conjunto com as vacinas do Programa Alargado de Imunização (PAI)." [49]Em 2014, a Glaxo afirmou que tinha gasto mais de 350 milhões de dólares e que esperava gastar mais 260 milhões de dólares antes de obter a aprovação regulamentar. [50][51]Uma vacina de segunda geração contra a malária está a ser avaliada em ensaios clínicos de Fase 2.[52]

SAÚDE DO CONSUMIDOR

A divisão de saúde do consumidor da GSK, que facturou 5,2 mil milhões de libras em 2013, vende produtos de saúde oral, incluindo as pastas de dentes Aquafresh, Maclean's e Sensodyne; e bebidas como Horlicks, Boost, uma bebida de malte com sabor a chocolate vendida na Índia, e anteriormente Lucozade e Ribena, vendida em 2013 à Suntory por 1,35 mil milhões de libras.35 mil milhões de libras.[53] Outros produtos incluem Abreva, para tratar herpes labial; Night Nurse, um remédio para a constipação; tiras nasais Breathe Right; e substitutos de nicotina Nicoderm e Nicorette/54] Em março de 2014, a empresa recolheu o Alli, um medicamento de venda livre para perda de peso, nos Estados Unidos e em Porto Rico, devido a uma possível adulteração, na sequência de queixas de clientes.[55]

INSTALAÇÕES

Em 2013, a GSK tinha escritórios em mais de 115 países e empregava mais de

99.000 pessoas, 12.500 em I&D. O maior mercado da empresa são os Estados

Unidos. A sua sede nos EUA situa-se em The Navy Yard, Filadélfia, e Research

Triangle Park, Carolina do Norte; a sua divisão de produtos de consumo situa-se

em Moon Township, Pensilvânia. [5]:7[56]] As instalações da empresa incluem:

- Locais de I&D: Inglaterra (Stevenage, Stockley Park, Ware), EUA (Research

    Triangle Park, Carolina do Norte, e Collegeville, Pensilvânia), Canadá, China,

    Croácia, França e Índia. A GSK está também a planear a abertura de um centro

    de I&D em parceria com o McLaren Technology Group no McLaren Technology

    Campus.

- Centros de produtos biofarmacêuticos: EUA (Marietta, Pensilvânia, e Hamilton,

    Montana), Bélgica, Canadá, Alemanha e Hungria.

- Instalações de fabrico de produtos sujeitos a receita médica: (Escócia (Irvine e

    Montrose), Inglaterra (Ware, Barnard Castle, Worthing e Ulverston), Irlanda

    (Cork), EUA (Bristol, Tennessee; King of Prussia, Pensilvânia; Zebulon,

    Carolina do Norte), bem como Austrália, Bélgica, França, Itália, Malásia,

    Polónia, Porto Rico, Roménia e Singapura.

- Instalações de fabrico de produtos de consumo: Inglaterra (Maidenhead),

    Irlanda (Dungarvan), EUA (Aiken, Carolina do Sul; Oak Hill, Nova Iorque; St.

    Louis, Missouri), Brasil, Canadá e Quénia.

RECONHECIMENTO CIENTÍFICO

Quatro cientistas da GlaxoSmithKline foram reconhecidos pelo Comité Nobel pelas suas contribuições para a ciência médica fundamental e/ou para o desenvolvimento de terapêuticas.

- Henry Dale, um antigo aluno de Paul Ehrlich, recebeu o Prémio Nobel da Medicina de 1936 pelo seu trabalho sobre a transmissão química dos impulsos neurais. Dale trabalhou como farmacologista e depois como Diretor dos Laboratórios de Investigação Fisiológica Wellcome, de 1904 a 1914, e mais tarde foi administrador e Presidente do Conselho de Administração do Wellcome Trust.[57]

- John Vane, dos Laboratórios de Investigação Wellcome, recebeu o Prémio Nobel da Medicina de 1982 pelo seu trabalho sobre a biologia das prostaglandinas e a descoberta da prostaciclina. Vane foi Diretor do Grupo de Investigação e Desenvolvimento da Fundação Wellcome de 1973 a 1985.[ ][58]

- Gertrude B. Elion e George Hitchings, ambos da Wellcome Research Laboratories, partilharam o Prémio Nobel da Medicina de 1988 com Sir James W. Black ""pelas suas descobertas de princípios importantes para o tratamento de medicamentos"". Elliot e Hitchings foram responsáveis pela descoberta de uma série de medicamentos importantes, incluindo a mercaptopurina [42]e a

tioguanina [43]para o tratamento da leucemia, o imunossupressor azatioprina,[59],

o alopurinol para a gota, [44]   a   pirimetaminaformalária,   [45]o

antibacteriano

trimetoprim, [43]aciclovir para a infeção pelo vírus do herpes/60] e nelarabina

para o tratamento do cancro.[61]

OPERAÇÕES E AQUISIÇÕES

2001-2010

A GSK concluiu a aquisição da <u>Block Drug</u>, sediada em Nova Jersey, em 2001, por 1,24 mil milhões de dólares. [162] Em 2006, a GSK adquiriu a empresa norte-americana de cuidados de saúde ao consumidor CNS Inc., cujos produtos incluíam as tiras nasais Breathe Right e os suplementos dietéticos FiberChoice, por 566 milhões de dólares em dinheiro[63].

<u>Chris Gent</u>, anteriormente Diretor Executivo da <u>Vodafone</u>, foi nomeado Presidente do Conselho de Administração em 2005.[ ][64]

A GSK abriu o seu primeiro centro de I&D na China em 2007, em Xangai, inicialmente centrado nas doenças neurodegenerativas[65].

[Andrew Witty]] tornou-se diretor executivo em 2008[66]. Witty entrou para a Glaxo em 1985 e era presidente da GSK Pharmaceuticals Europe desde 2003[67].

Em 2009, a GSK adquiriu a <u>Stiefel Laboratories</u>, na altura a maior empresa independente de medicamentos dermatológicos do mundo, por 3,6 mil milhões de dólares.[68] Em novembro, a FDA aprovou a vacina da GSK para proteção contra a gripe H1N1 de 2009, fabricada pela ID Biomedical Corp da empresa no Canadá.[69] Também em novembro de 2009, a GSK formou uma joint-venture com a <u>Pfizer </u>para criar a <u>ViiV Healthcare</u>, especializada na investigação do VIH™ Em 2010, a empresa adquiriu os Laboratorios Phoenix, uma empresa farmacêutica argentina, por 253 milhões de dólares, [71]e a empresa de nutrição desportiva Maxinutrition, sediada no Reino Unido, por 162 milhões de libras (256 milhões de dólares).™

2011-ATUAL

Em 2011, num negócio de 660 milhões de dólares, <u>a Prestige Brands Holdings</u>

adquiriu 17 marcas da GSK com vendas de 210 milhões de dólares, incluindo BC Powder, Beano, Ecotrin, Fiber Choice, Goody's Powder, Sominex e Tagamet.[73] Em 2012, a empresa anunciou que iria investir 500 milhões de libras em instalações de produção em Ulverston, no norte de Inglaterra, designando-a como o local para uma fábrica de biotecnologia previamente anunciada.[74] Em maio desse ano, adquiriu a CellZome, uma empresa alemã de biotecnologia, por 98 milhões de dólares,[75]e, em junho, os direitos mundiais da alitretinoína (Toctino), um medicamento para o eczema, por 302 milhões de dólares.^ 6] Em 2013, a GSK adquiriu a Human Genome Sciences (HGS) por 3 mil milhões de dólares; as empresas tinham colaborado no desenvolvimento do lupus lúpus lúpus Belimumab (Benlysta), albiglutide para diabetes tipo 2 e darapladib para aterosclerose.^]7

Em março de 2014, a GSK pagou mil milhões de dólares para aumentar a sua participação na sua unidade farmacêutica indiana, a GlaxoSmithKline Pharmaceuticals, para 75 por cento, como parte de uma iniciativa para se concentrar nos mercados emergentes. [178] Em abril de 2014, a Novartis e a Glaxo acordaram em mais de 20 mil milhões de dólares em negócios, com a Novartis a vender o seu negócio de vacinas à GSK e a comprar o negócio de cancro da GSK. [79][80]Em fevereiro de 2015, a GSK anunciou que iria adquirir a GlycoVaxyn, uma empresa farmacêutica suíça, por 190 milhões de dólares, [181]e, em junho do mesmo   ano

, que iria vender   dois medicamentos contra a meningite

à Pfizer, Nimenrix e Mencevax por cerca de 130 milhões de dólares.][182]

Philip Hampton, na altura presidente do Royal Bank of Scotland, tornou-se presidente da GSK em setembro de 2015.[][83]

Em setembro de 2016, a empresa anunciou que Witty seria sucedida como CEO por

Emma Walmsley em março de 2017; Walmsley era uma profissional de gestão originária de Lancashire com formação em marketing[84].

FILANTROPIA E RESPONSABILIDADE SOCIAL

Desde 2010, a GlaxoSmithKline ficou várias vezes em primeiro lugar entre as empresas farmacêuticas no Índice de Acesso Global a Medicamentos, financiado pela Fundação Bill e Melinda Gates. [185]] Em 2014, a Human Rights Campaign, um grupo de defesa dos direitos LGBT, atribuiu à GSK uma pontuação de 100 por cento no seu Índice de Igualdade Empresarial[86].

A GSK tem estado ativa, juntamente com a Organização Mundial de Saúde (OMS), na Aliança Global para a Eliminação da Filariose Linfática (GAELF). Acredita-se que cerca de 120 milhões de pessoas em todo o mundo estejam infectadas com filariose linfática]. [87]] Em 2012, a empresa subscreveu a Declaração de Londres sobre Doenças Tropicais Negligenciadas; concordou em doar 400 milhões de comprimidos de albendazol à OMS todos os anos para combater a helmintíase transmitida pelo solo e em fornecer 600 milhões de comprimidos de albendazol todos os anos para a filariose linfática até que a doença seja erradicada]. [88]] Em 2014, tinham sido fornecidos mais de 5 mil milhões de tratamentos e 18 dos 73 países em que a doença é considerada endémica tinham passado à fase de vigilância].][89]

Em 2009, a empresa afirmou que iria reduzir os preços dos medicamentos em 25 por cento em 50 dos países mais pobres, libertar os direitos de propriedade intelectual de substâncias e processos relevantes para as doenças negligenciadas para um fundo comum de patentes para incentivar o desenvolvimento de novos medicamentos e investir 20 por cento dos lucros dos países menos desenvolvidos em infra-estruturas médicas para esses países.[190][191]Medecins Sans Frontieres congratulou-se com a decisão, mas criticou a GSK por não ter incluído as patentes relativas ao VIH no seu conjunto de patentes e por não ter incluído os países de rendimento médio na iniciativa.[192]

Em 2013, a GSK licenciou a sua carteira de medicamentos para o VIH ao Medicines Patent Pool para utilização em crianças e concordou em negociar uma licença para o dolutegravir, um inibidor da integrase que se encontrava em desenvolvimento clínico. [193]Em 2014, esta licença foi alargada para incluir o dolutegravir e adultos com VIH. As licenças incluem países nos quais vivem 93 por cento dos adultos e 99 por cento das crianças com VIH. [194]Também em 2013, a GSK aderiu à AllTrials, uma campanha britânica para garantir que todos os ensaios clínicos são registados e os resultados comunicados. A empresa afirmou que disponibilizaria os relatórios de ensaios clínicos anteriores e os futuros no prazo de um ano após a conclusão dos estudos.

GLENMARK PHARMACEUTICALS

A Glenmark Pharmaceuticals é uma empresa farmacêutica com sede em Mumbai, na Índia, fundada em 1977 por Gracias Saldanha como fabricante de medicamentos genéricos e de ingredientes farmacêuticos activos; deu à empresa o nome dos seus dois filhos. Inicialmente, a empresa vendia os seus produtos na Índia, Rússia e África. A empresa abriu o capital na Índia em 1999 e utilizou parte das receitas para construir as suas primeiras instalações de investigação. O filho de Saldanha, Glenn, assumiu o cargo de Diretor Executivo em 2001, tendo regressado à Índia depois de ter trabalhado na PriceWaterhouseCoopers. Em 2008, a Glenmark era a quinta

maior empresa farmacêutica da Índia[1].

Em 2011, o fundador da empresa era um dos homens mais ricos da Índia,[2] e a

Glenmark registou vendas mundiais de 778 milhões de dólares, um aumento de 37%

em relação às vendas do ano anterior; o crescimento foi impulsionado pela entrada

da Glenmark nos mercados de genéricos dos EUA e da Europa.^

Em meados da década de 2010, a indústria de genéricos em geral começou a fazer a transição para o fim de uma era de gigantescos penhascos de patentes na indústria farmacêutica; os medicamentos patenteados com vendas de cerca de 28 mil milhões de dólares deveriam sair da patente em 2018, mas em 2019 apenas cerca de 10 mil milhões de dólares em receitas deveriam ser abertos à concorrência, e menos no ano seguinte. As empresas do sector responderam com a consolidação ou com a tentativa de criar novos medicamentos patenteados[4].

Glenn Saldanha levou a empresa pelo caminho da inovação, o que foi controverso

no seio da empresa e junto dos accionistas[4]. A empresa centrou-se em novos

medicamentos e biossimilares nas áreas do cancro, dermatologia e doenças

respiratórias, que procurou rentabilizar através de parcerias com grandes empresas

farmacêuticas[5].]45 Em 2016, tinha quatro desses medicamentos em ensaios

clínicos]. 6] No exercício financeiro de 2016-2017, as suas vendas rondaram os 81

mil milhões de INR (cerca de 1,25 mil milhões de dólares), o que a torna a quarta

maior empresa farmacêutica indiana[7].

TORRENT PHARMACEUTICALS LTD.

A Torrent Pharmaceuticals Ltd. é a principal empresa do Grupo Torrent. Tem sede

na cidade indiana de Ahmedabad. Foi promovida por U. N. Mehta, inicialmente como

Trinity Laboratories Ltd, e mais tarde passou a chamar-se Torrent Pharmaceuticals

Ltd.

A Torrent Pharmaceuticals opera em mais de 50 países, com mais de 1000 registos

de produtos a nível mundial. A Torrent Pharma está ativa nas áreas terapêuticas dos

segmentos cardiovascular (CV), sistema nervoso central (SNC), gastro-intestinal,

diabetologia, anti-infecioso e gestão da dor. Também entrou nos segmentos

terapêuticos da nefrologia e da oncologia, reforçando simultaneamente a sua ação

nos segmentos da ginecologia e da pediatria.

Possui 7 filiais detidas a 100%:

1. Heumann Pharma GmbH & Co Generica KG, Alemanha

2. Torrent Pharma GmbH, Alemanha

3. Torrent do Brasil Ltda., Brasil

4. ZAO Torrent Pharma, Rússia

5. Torrent Pharma Inc., Estados Unidos

6. Torrent Pharma Philippines Inc., Filipinas

7. Torrent Pharma Canada Inc., Canadá

A Torrent Pharmaceuticals adquiriu a Heumann GmbH, uma empresa da Pfizer , em 2005.

OPERAÇÕES

As principais áreas da empresa são Formulações, API, Descoberta de Medicamentos, Marketing e

Venda de medicamentos. Os seus locais de atuação são:

- Fábrica em Dahej, Gujarat

- Fábrica de produção em Pithampur, Madhya Pradesh

- Fábrica em Indrad, Mehsana, Gujarat

- Fábrica em Baddi, Himachal Pradesh

- Fábrica em Rang-Po, (Sikkim)

- Centro de Investigação, região de Ahmedabad-Gandhinagar, Gujarat

- Corporate Office, ao lado de sales India, off. Ashram Road, [Ahmedabad]-

Gujarat

- Fábrica em Visakhapatnam (Andhra Pradesh)

- A Elder Pharma incorporou uma unidade de fabrico em Haridwar, Uttarakhand

BIBLIOGRAFIA

> http://www.trendinQtopmost.com/worlds-popular-list-top-10/2017-2018-2019-

   2020-2021/india/melhores-empresas-farmacêuticas-da-india-grandes/

> https://www.ibef.org/industry/pharmaceutical-india.aspx

> https://en.wikipedia.org/wiki/SunPharmaceutical

> https://en.wikipedia.org/wiki/Lupin Limited

> https://en.wikipedia.org/wiki/Dr.Reddy%27sLaboratories

> https://en.wikipedia.org/wiki/Cipla

> https://en.wikipedia.org/wiki/Aurobindo Pharma

> https://en.wikipedia.org/wiki/Cadila Pharmaceuticals

> https://en.wikipedia.org/wiki/GlaxoSmithKline

> https://en.wikipedia.org/wiki/Glenmark Pharmaceuticals

> https://en.wikipedia.org/wiki/Torrent Pharmaceuticals

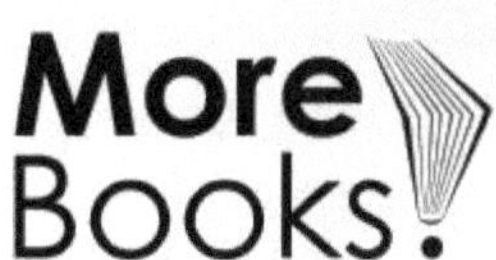

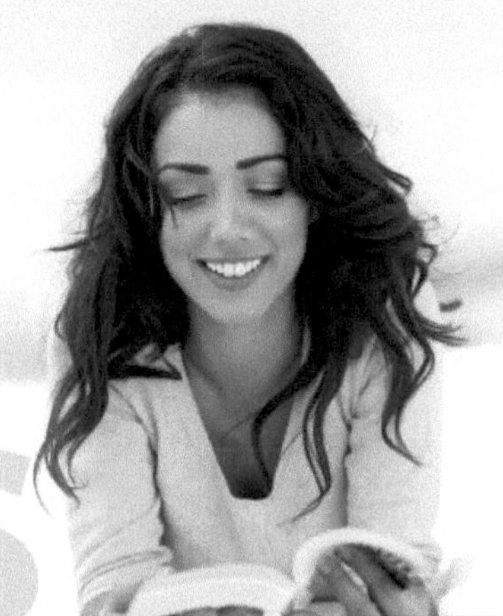

I want morebooks!

Buy your books fast and straightforward online - at one of world's fastest growing online book stores! Environmentally sound due to Print-on-Demand technologies.

Buy your books online at
www.morebooks.shop

Compre os seus livros mais rápido e diretamente na internet, em uma das livrarias on-line com o maior crescimento no mundo! Produção que protege o meio ambiente através das tecnologias de impressão sob demanda.

Compre os seus livros on-line em
www.morebooks.shop

info@omniscriptum.com
www.omniscriptum.com

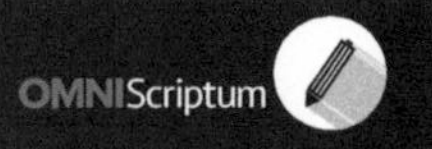

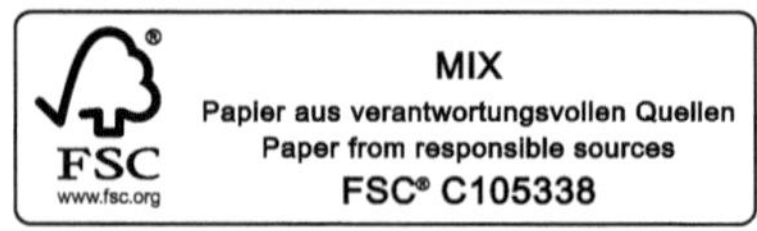

Printed by Books on Demand GmbH, Norderstedt / Germany